der hospiz verlag

www.hospiz-verlag.de

2006

Bibliografische Information Der Deutschen Bibliothek
Die Deutsche Bibliothek verzeichnet diese Publikation in der Deutschen Nationalbibliografie; detaillierte bibliografische Daten sind im Internet über http://dnb.ddb.de abrufbar.
Bibliographic information published by Die Deutsche Bibliothek
Die Deutsche Bibliothek lists this publication in the Deutsche Nationalbibliografie; detailed bibliographic data is available in the Internet at http://dnb.ddb.de

Margarete Clasen:
TrauerSplitter. Gedichte nach dem Tod meines Kindes.
Wuppertal : der hospiz verlag, 2006

ISBN 10: 3 - 981 1240 - 0 - 6
ISBN 13: 978-3-981 1240-0-2

Fotos: Reinhard Clasen 2002 - 2006
(Umschlag: Detailfotos vom Grabstein)
Einbandgestaltung/ Satz: Paul Timmermanns, Wuppertal
Druck: Printed in Germany

Originalausgabe Erstaufl. 2006

www.hospiz-verlag.de

Margarete Clasen

TrauerSplitter

Gedichte nach dem Tod meines Kindes

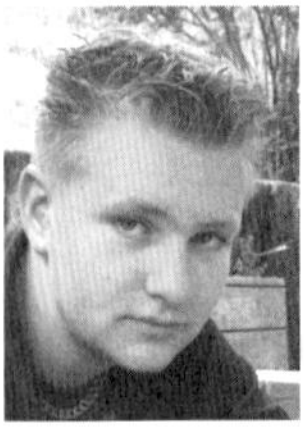

für Jens

Für Fragen oder Kommentare sind wir jederzeit offen und freuen uns über eine Kontaktaufnahme. (e-mail: trauer@clasens.eu)

Jens Gedenkseite im Web: www.jens-clasen.de

Liebe Leserinnen und Leser!

Der Gedichtband, den Sie in den Händen halten, ist direkt aus unserem persönlichen Schicksal entstanden. Zum besseren Verständnis der Texte möchten wir Ihnen schildern, was uns widerfuhr.

Wir waren eine unbeschwerte Familie, erfüllt von großer Dankbarkeit über unsere drei Kinder. Unser Sohn Jens und seine beiden Schwestern kamen recht kurz hintereinander, alle innerhalb von drei Jahren, zur Welt. Deshalb genossen wir besonders die Zeit, als sie größer wurden und wir mit ihnen viel unternehmen konnten.
Als Jens 14 Jahre alt war, regten wir an, dass er das Segelfliegen erlernt. Er trat dem Flugverein im Frühjahr 2002 bei und das Fliegen begeisterte ihn sofort. Er sah die Welt mit anderen Augen.

Bei einem Fliegerfest im September passierte nachts das Unglück. Aus reinem Übermut nahm er sich zusammen mit einem Freund eines der Autos vom Flugplatzgelände und wollte eine Spritztour über die Piste machen. Da das nicht erlaubt war, ließen die beiden Jungen das Licht am Wagen aus, damit sie nicht gesehen werden konnten. Der Fahrer erkannte im Dunkeln den drohenden Abhang nicht, das Auto stürzte hinunter und überschlug sich. Beide waren nicht angeschnallt, unser Sohn war sofort tot. Sein Freund überlebte das Unglück mit einem schweren Schock.

Die Gedichte spiegeln unseren Verarbeitungsprozess des Todes unseres Sohnes wider und sprechen die gemeinsame Sprache der Trauernden. Vielleicht können sie im Sich-Wiederfinden der Gefühle anderen Menschen auf ihrem Weg der Trauer helfen. Die Photos sollen das geschriebene Wort unterstreichen.

Wuppertal, den 09.07.2006
Margarete u.Reinhard Clasen

Inhalt

Vorwort

TrauerSplitter

Jährlich sterben in Deutschland 20.000 Kinder, Jugendliche und junge Erwachsene. Zurück bleiben in ihren Grundfesten erschütterte Familien und Freunde, der Schmerz ist unermesslich fast nicht auszuhalten.

Unser Leben, wie es einmal war, ist beendet, das Gleichgewicht ist aus den Fugen geraten, jeder Tag wird zur Qual und ein schwerer Weg durch das Land der Trauer beginnt. Was bleibt, ist die Erinnerung und die grenzenlose Liebe zu unseren Kindern, Geschwistern, Enkeln und Freunden. Das Leben wird zur Gratwanderung, auf der es zu erkunden gilt, wie kann ich überleben?!

Für jeden Einzelnen ergeben sich die unterschiedlichsten Wege, die Trauer auszuleben, doch jeder Weg ist anders und einzigartig. Oft glauben wir, es nicht aushalten zu können; die überschäumenden Emotionen in eine gesunde Bahn zu lenken, ist nicht immer leicht. Mit Hilfe und dem sensiblen Einfühlungsvermögen helfender Menschen ist es möglich, das Unfassbare zu verarbeiten und den Weg in ein anderes Leben zu finden.

In diesem Buch beschreibt Margarete Clasen mit ihren wunderbaren Gedichten den Weg durch die Trauer um ihren Sohn Jens. Klar drückt sie aus, was wir fühlen, was wir wünschen, was wir aushalten, die Gedichte geben Einblick in die Gedanken und Gefühlswelt trauernder Eltern.

Mögen Sie sich in diesem Buch wiederfinden und die Kraft der Liebe zu unseren Kindern spüren, verbunden auch mit der Hoffnung, von unserer Umwelt besser verstanden zu werden.

Petra Hohn
1.Vorsitzende
Bundesverband Verwaiste Eltern in Deutschland e.V.

Hiobsbotschaft

Ein
einziger
Satz
und
meine
Welt
zerbricht

Deine
Freunde gehen
an meinem Fenster vorbei.

Und du,
hinter welchem Baum
versteckst du dich
und rufst gleich fröhlich
Hallo!

Unwirklich

Vorbei
der böse Traum,
den der Tag sich ausgedacht,
wollte mir weismachen
du lebst nicht mehr.
Doch
die Nacht
deckt den Irrtum auf:
da stehst du
in strahlendem Licht
und ich tauche ins
Glück

Darf bloß nicht wieder aufwachen.

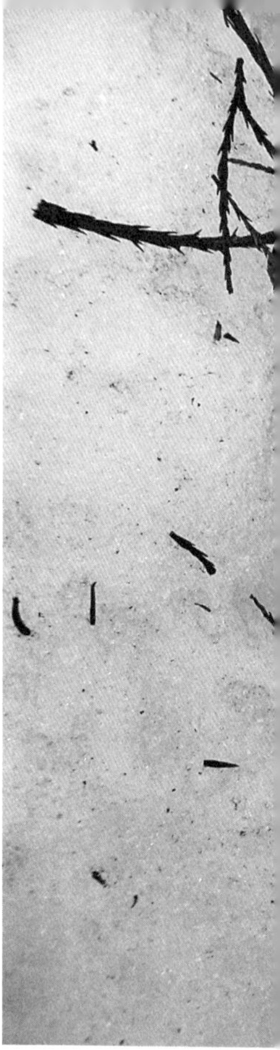

Gedichte

Das
Unfassbare
gefriert im Wort.
So lässt es sich
anfassen.

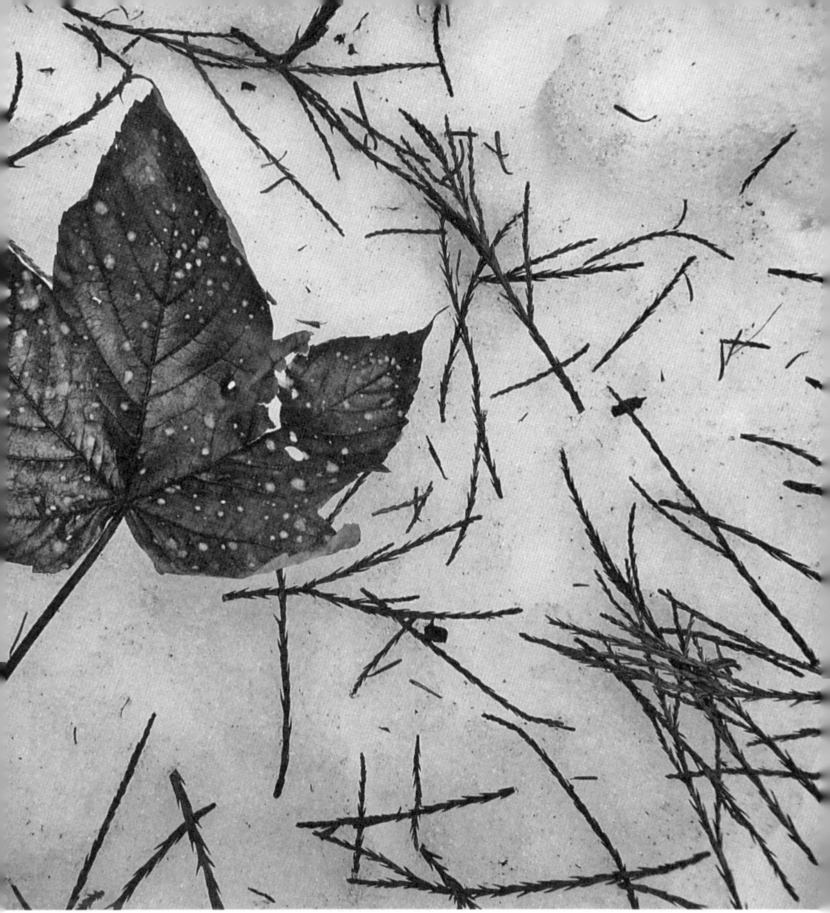

Dein Bild

Ich sitze neben dir.
Hand in Hand
schweigen wir
dem Tag entgegen.
So still schaust du mich an,
ich kann den Blick
nicht von dir wenden.

Die lange Nacht gehört nur uns

Schreiben,
will nicht
das Geringste vergessen
schreibe mir die Finger
blutig

Sprachlos

Kindermund, Beamtendeutsch,
Fachchinesisch, Dialekt.
So viele Sprachen
finden den Weg
vom Mensch zum Menschen.

Nur
zwischen unseren Welten
regiert das
Schweigen.

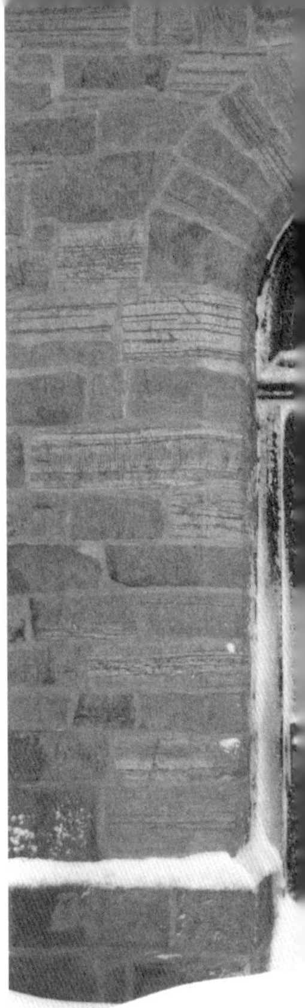

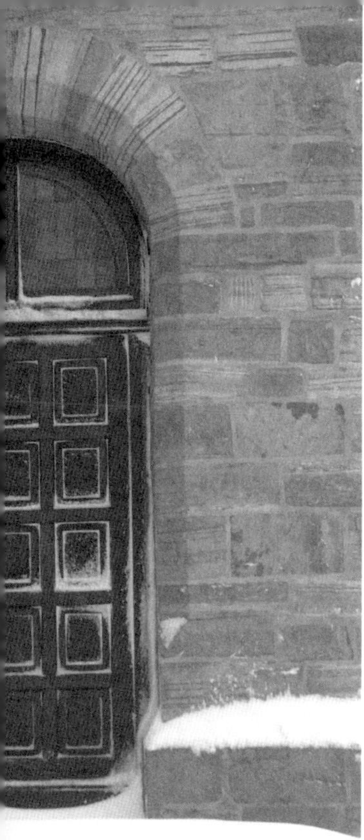

Auf sicheren Wegen
führte ich
mein Glück spazieren,
jedem Steinchen
wichen wir aus.

Da schlug
aus dem Hinterhalt
das Schicksal zu,
raubte mir
Heil und Glauben
und ließ mich
einsam liegen.

Trauer

Am Horizont
meines Denkens
wirft die wilde Trauerhecke
ihre Schatten,
die zerschlägt kein Prinz
in hundert Jahren
und niemand küsst mich
von dem Albtraum wach.

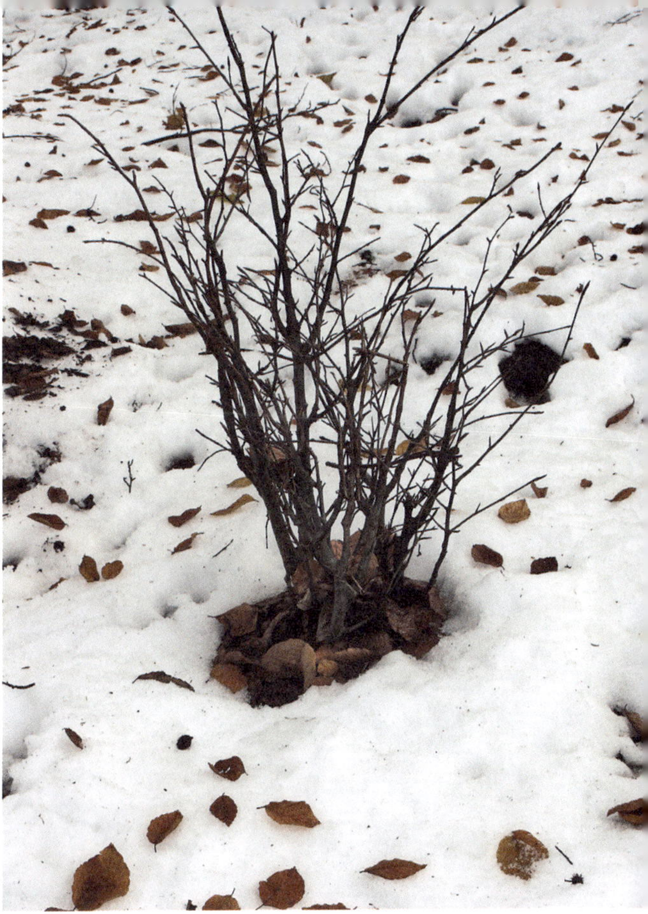

Arbeiten gehen

Meinen Schmerz
falte ich zusammen
bis er in die Brusttasche
passt.

Noch nie
hat jemand gefragt
was ich dort
verstecke.

Auf deinen Fußspuren

Tägliche
Schmerzmeile:
deine Bushaltestelle,
die Imbissstube,
Sportverein,
und dann die Schule.

Meine Augen
suchen sich wund,
jeder Schritt
beugt mich

tränenschwer.

Die Frage nach Gerechtigkeit

Du knotest
deine Frage
in ein Tuch
und kommst
mit dem Bündel
zu mir.

Wirf sie
an einen Berg,
sage ich,
hundertfach kommt sie
als Echo zurück.

Diese Welt
kennt
die
Antwort
nicht.

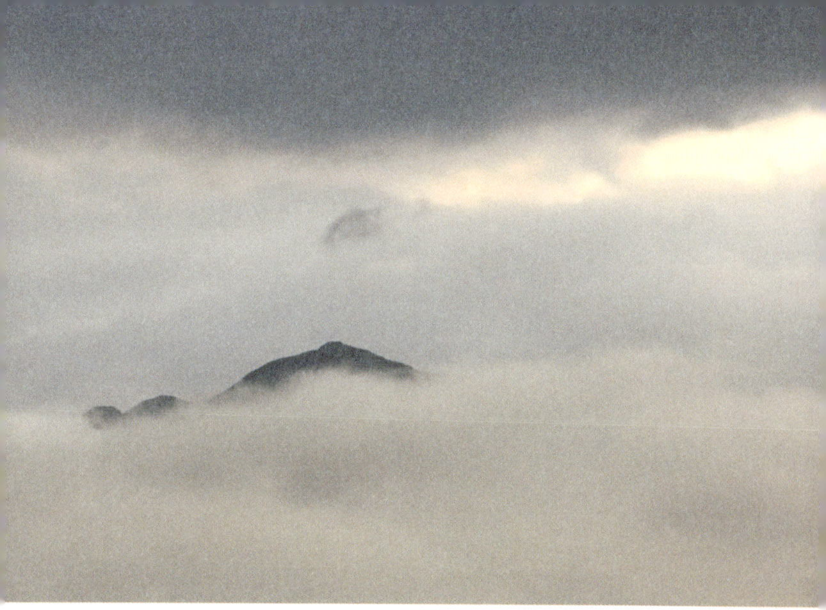

Gedankenstaccato

JensJensJensJensJensJensJens
JensJensJensJensJensJensJens
JensJensJensJensJensJensJens
JensJensJensJensJensJensJens
JensJensJensJensJensJensJens

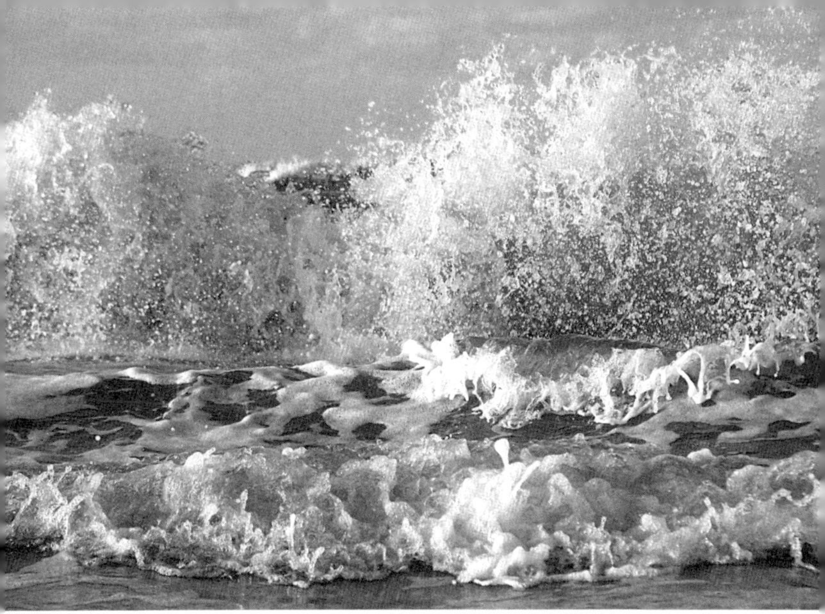

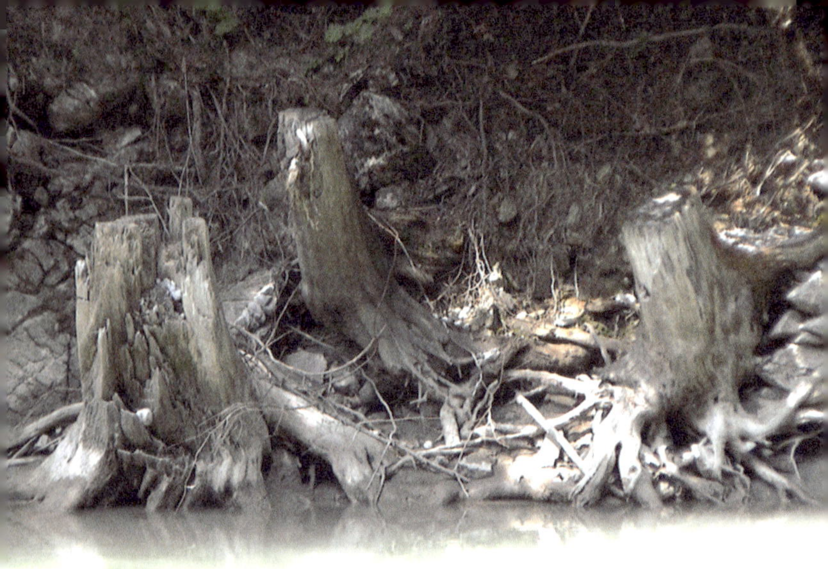

Ungerecht

Du
stolzer Baum,
du liegst
gefällt,
neben dir
die Amsel
pickt sorglos
das Korn
und darf leben.

Glück
vertäut am
Positiv-Denken
der fetten Jahre.
Man musste nur
wollen.

Dieser Hafen
versank
vor meinen Augen
im Meer.

Das Leben
flaggt
zum Appell.
Wieder antreten
als sei
nichts geschehen,
Willen bekunden,
Treue schwören,
in der Reihe
gehen.

Du
abgetreten
von der
Bühne des Lebens

Wir
stehen allein,
die Arme
voller Requisiten

Dichten

Strom der Zeit.
Im ersten Moment
schien er stille zu stehn.

Seitdem
reißt er mich
fort von dir,
kennt kein Erbarmen.

Da sehe ich
im Dickicht des Ufers
ein Wort,
bekomm' es zu fassen
und klammere mich fest
am Geäst seiner Buchstaben.

Verkehrte Welt

Die ersten Schritte -
an unserer Hand.
Wir zeigten dir
wo es langgeht
in der Welt.

Nun
bist du
uns vorausgegangen
und wir müssen
unser Kind fragen
wohin der Weg
führt.

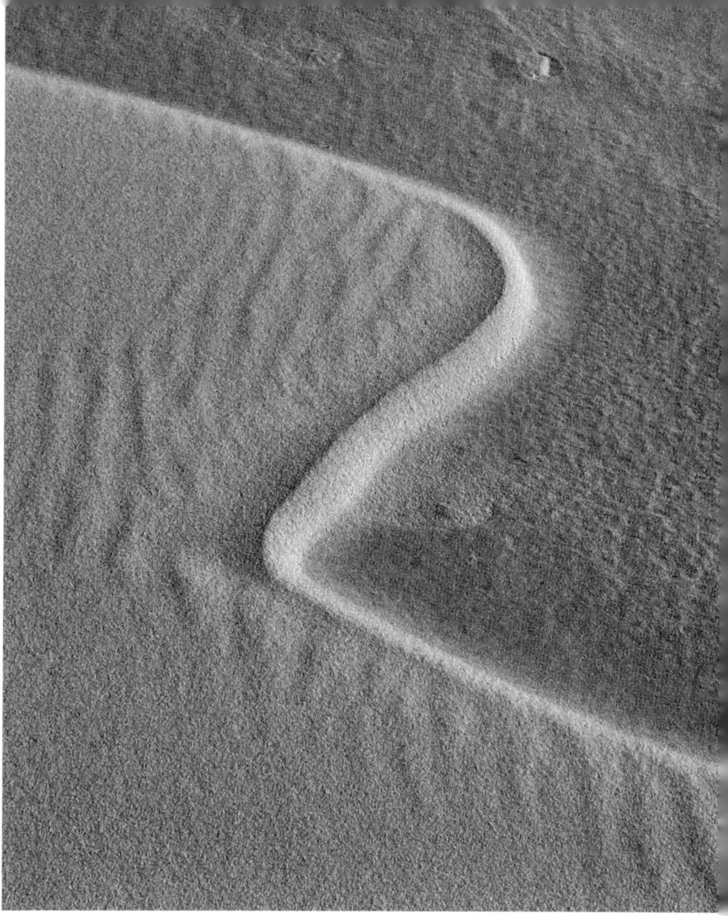

Annonce

Tausche
Leben gegen Zauberspruch,
der die Zeit
zurückdreht

Seit du
nicht mehr da bist
halte ich
den Atem an.

Die Zeit,
die treulose,
darf sich nicht
zwischen uns
drängen.

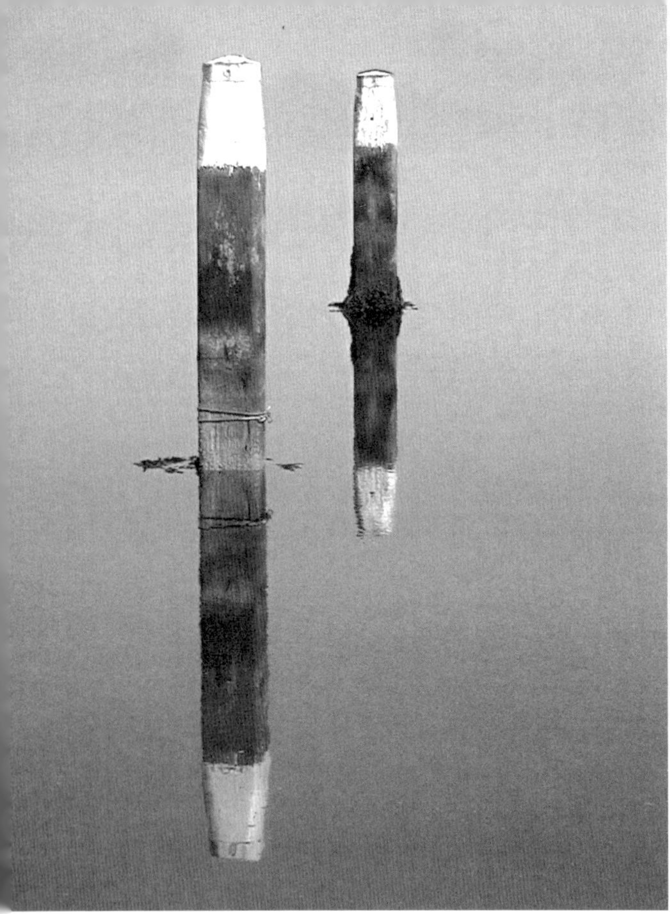

Höre
deine Musik
nicht mehr pochen
so still ist es im
Haus

Der neue Jahresrhythmus

Einst
wiegte ich mich
im Auf und Ab
der Jahreszeiten.

Jetzt
dirigiert dein Tod
den Taktwechsel:
Weihnachten ohne dich,
dein Geburtstag,
Todestag.

Weihnachten
Geburtstag
Todestag

Dein Photoalbum

Der Mut lebt heut'
auf großem Fuße.
Er lockt mich zum Regal
und legt mir dein Album
auf den Schoß.

Photo für Photo
gehe ich dein Leben ab,
suche nach Vorzeichen
für das Unheil.
Doch du lachst
mir fröhlich entgegen.

Dann
        kommen
                die
                    leeren
                        Seiten

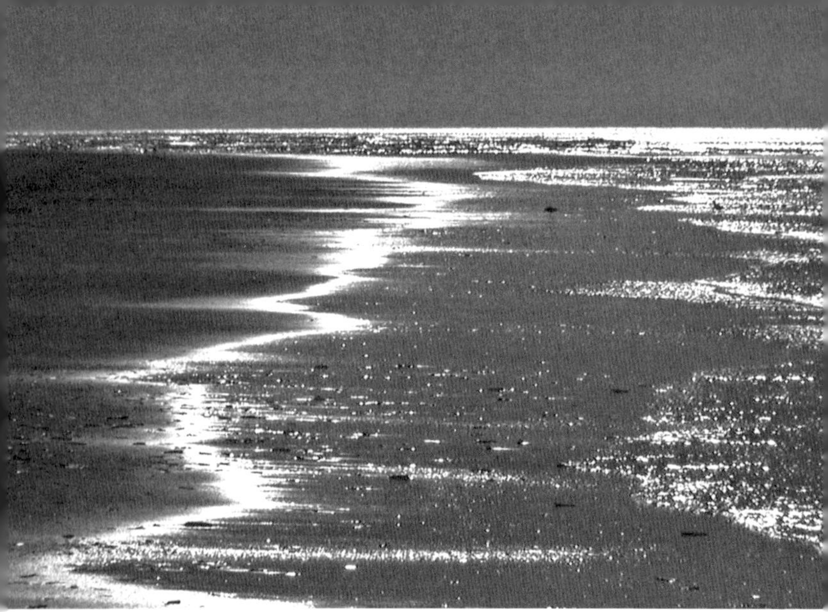

Nach Regen
kommt Sonne,
auf Ebbe
folgt Flut,
nach dem Winter
der Frühling,
alles
wird wieder
gut.

Nur
du
kommst nie wieder,
mein Herz
trägt so schwer,
in mir
herrscht das Dunkel,
es gibt
kein Nachher.

Dein Geruch
in meinem Parfüm,
sieben Drachen
bewachen den heiligen Rest.

Wenn sie schlafen
von Zeit zu Zeit
gönne ich mir eine Prise,
dann bist du wieder bei mir
und ich atme dich
durch meine Haut.

Mein
Augapfel ist
mir nichts wert,
doch dein Grab
wird gehütet

Ikarus

Die Flügel,
die Freiheit bedeuten,
sie tragen
Vater und Sohn
in die Welt.

Der Übermut,
der Jugend heißt,
er wird
dem Jungen
zum Verhängnis.

Worte aus Papier.

Mein Sohn,
mein stolzer Ikarus,
in dir
ist die Sage
lebendig geworden.

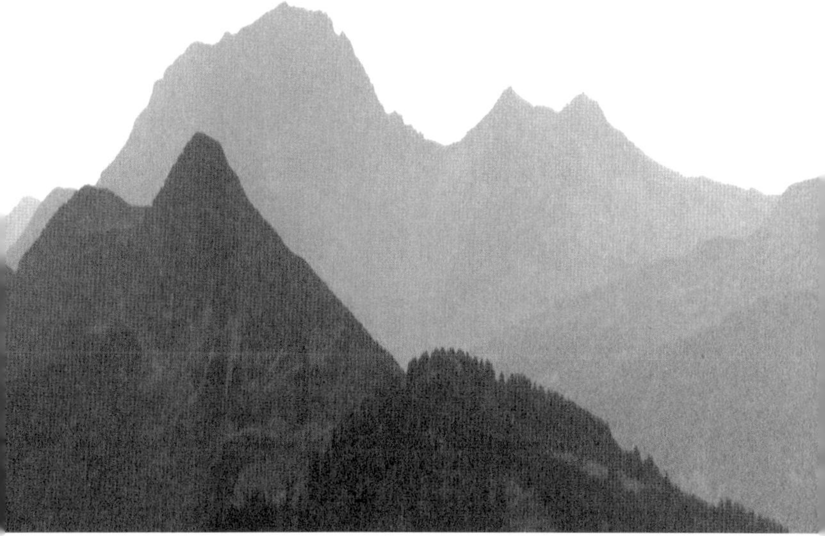

Eine
Zimmerpflanze nur.
Zeitzeugin
deines Lebens
atmete mit dir dieselbe Luft.
Meine kostbare Freundin
grüßte mich jeden Tag
von dir.

Sie starb jetzt einen leisen Tod
was ist passiert
wer
wird mir nun
deine Träume
zeigen?

Der Lauf des Lebens

Wer Glück hat
kann Jahr um Jahr
zu einer Kette fädeln,
im Weitergehen
langsam
grau werden.

Ich nie mehr,
der Schlag
zerriss mein Lebensband
in Stücke:
vorher - nachher
mit dir - ohne dich.

Grabstein

jahrtausendelang
im Fels geruht,
geduldig gewartet
meinem Kind
ein Denkmal
zu setzen

würdig
löst er
seine Bestimmung ein:
mir zeigen,
was Unvergänglichkeit
bedeutet

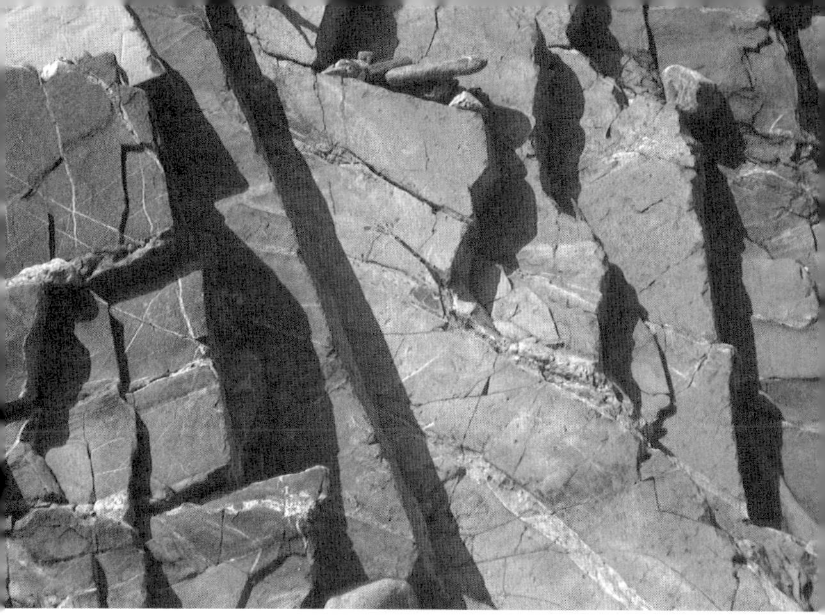

Da fällt
noch mal ein kleiner Happen,
gierig
verschlinge ich die seltene Kost.
Beiläufig plaudert ein Freund von
DIR

Er weiß nicht
wie hungrig ich bin
und lässt seine Worte gedankenlos fallen.

Ich aber
stürze mich auf sie,
sammele sie hastig ein
um sie zu
schmecken

Bleib' zu Hause
warnt der Schmerz,
doch die Seele
will vergessen,
das Leben ruft sie
vor die Tür,
ist feiern denn
vermessen?

Doch da prahlen
diese Menschen
so laut
mit ihrem Sohn,
ich flieh
schnell nach Hause,
ist das des Leichtsinns
Lohn?

Ich
seh' in den
Himmel
ich
sehe nur
dich

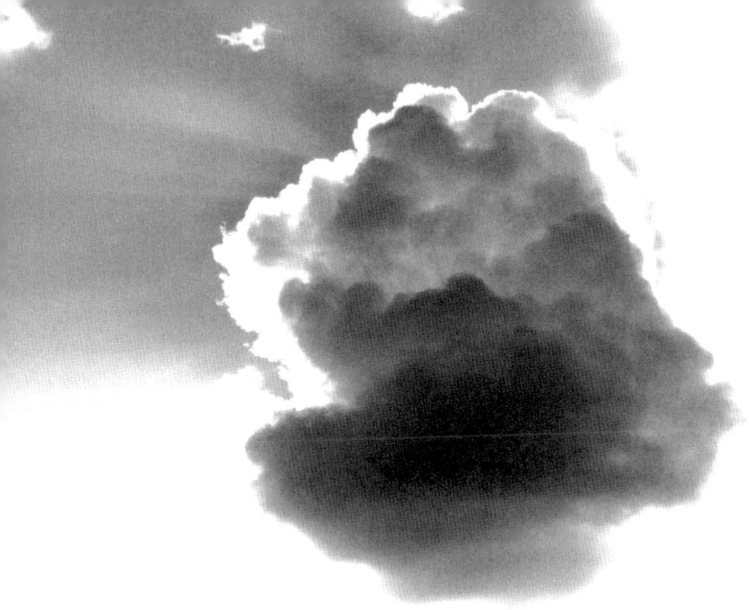

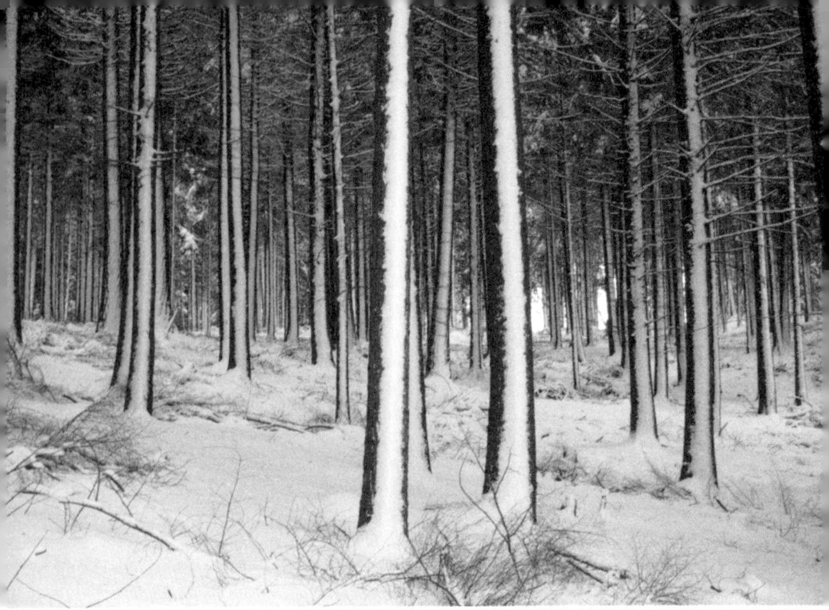

Manchmal
fühl ich gar nichts mehr,
bin vom Sehnen
müde,
die Nacht
deckt meine Seele zu,
ich finde meinen
Frieden.

Der Morgen
reißt sein kühles Tuch
mir fristlos
von den Augen,
die Zeit steht still,
du lastest schwer,
ich kann an nichts mehr
glauben.

Annehmen

Die Hand,
die mir reicht
den Kelch
mit dem schwarzen Wein
aus Tränen,
erkenn' ich nicht,
doch meine Lippen
flüstern JA.

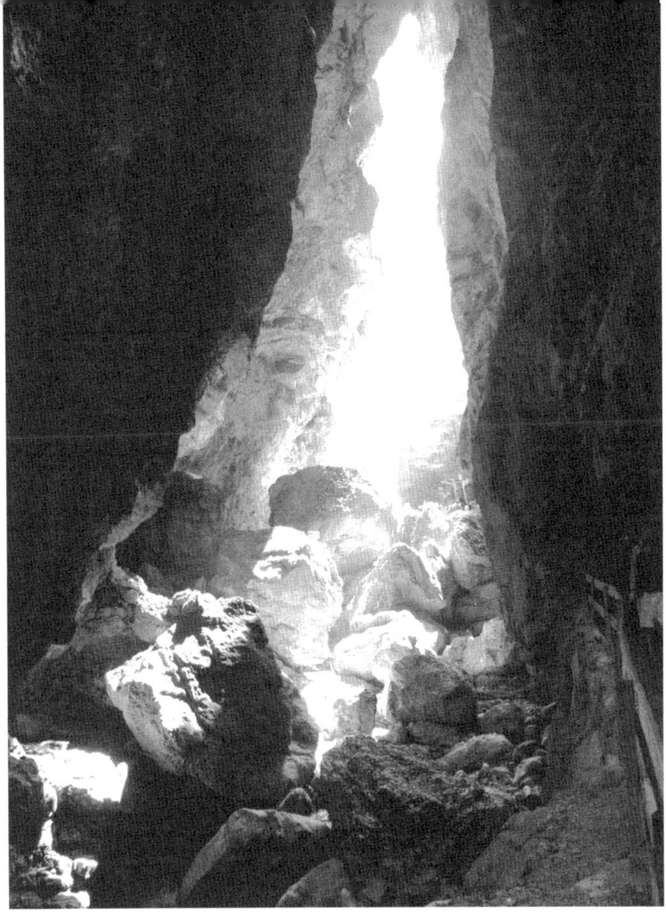

Aus den Worten,
den nicht mehr gesagten,
knüpfe ich mir
ein Netz von Gedichten,
lasse mich darin nieder
und es
trägt.

Unvorsichtig

Der Morgen
in dem bunten Kleidchen
hat mich
zutraulich gemacht.

Als die Zeitung kommt
lässt er seine Verkleidung fallen:
Glückwunschanzeigen für die 18-jährigen
reißen die dünne Kruste
auf meiner Seele ab
bis es
blutet

Verwandlung

Jetzt
bist du Schmerz
in meiner Seele,
die Wunde,
die ich immer spür,

ich bin froh,
wenn ich sie fühle,
dann bleibst du
nah bei mir.

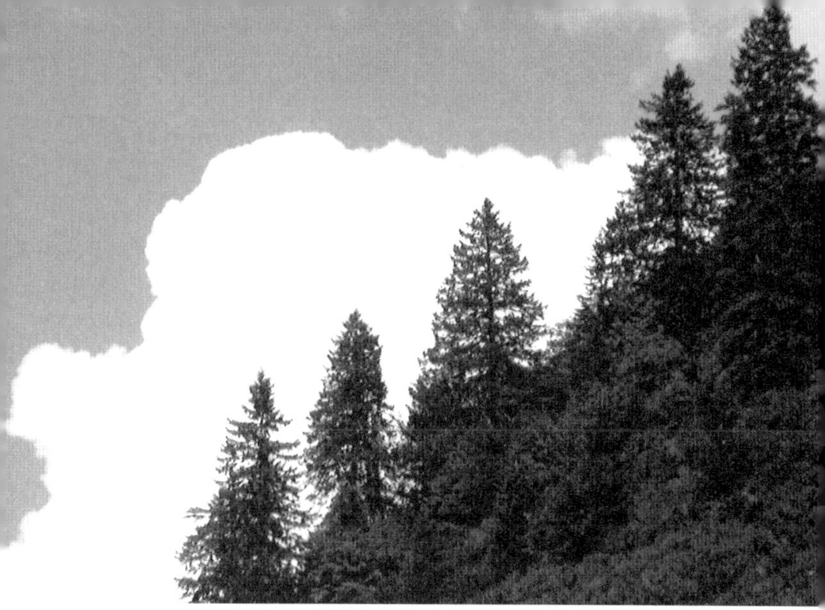

Habe
zusehen müssen
wie sie Besitz von mir ergreift,
wie sie mich würgt und lähmt,
habe
mich damit abgefunden,
ihr unterlegen zu sein,
werde
mich nie mit ihr versöhnen können,

mit der Angst
um meine Kinder.

Oase

Erschöpft
ins weiche Gras
sinken
die Wunden
kühlen
Atempause.

Hinter mir
der Weg
von Tränen und Schweiß,
jetzt
nur noch
müde.

die zeit
zwingt mich
mit auf ihre reise.
so weit
mag ich gar nicht
zählen
wieviel
an jahren
ich dich noch
überleb'.

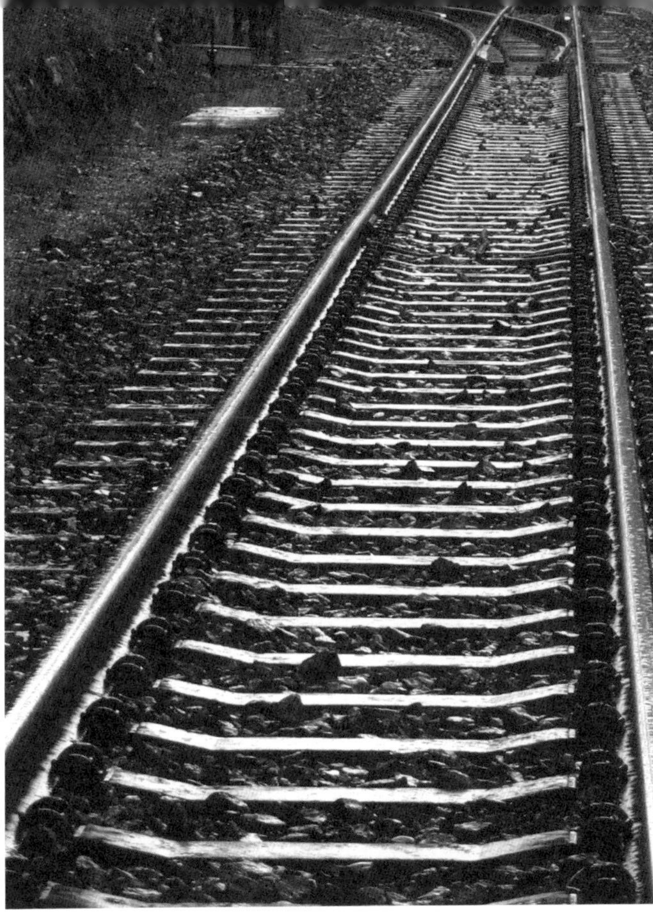

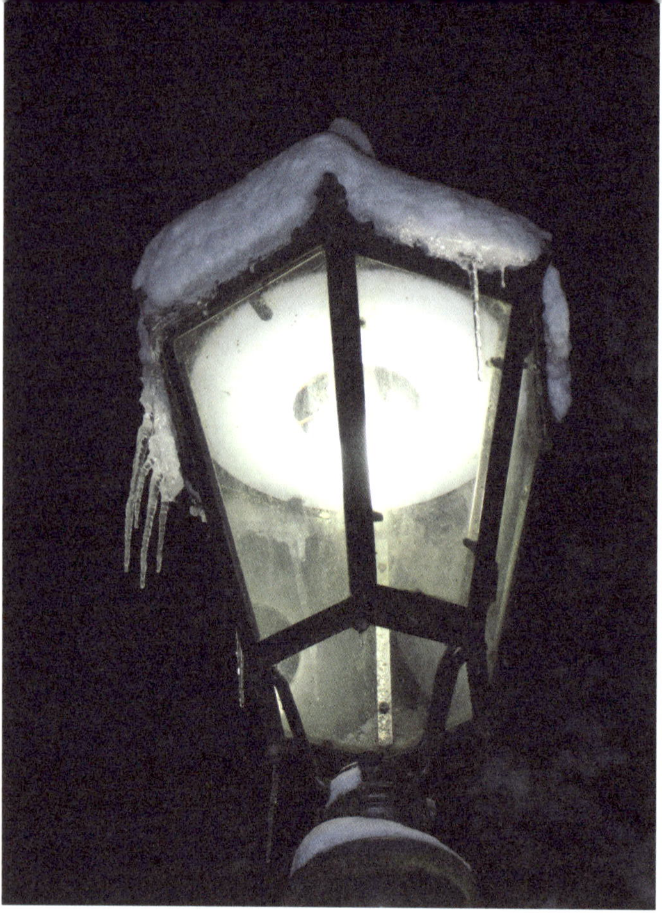

Tag ohne dich
Nacht ohne dich
Frühling ohne dich
Sommer ohne dich
Herbst ohne dich
Winter ohne dich

wieder ein Jahr ohne dich

Rückschau

winterabends
blättere ich
in meinem Leben,
suche Reisig von Erinnerungen
für das Feuer daheim.
Doch am Ende
liegt im Korb
nur ein schwerer Stein,
Fundstück des Schicksals.

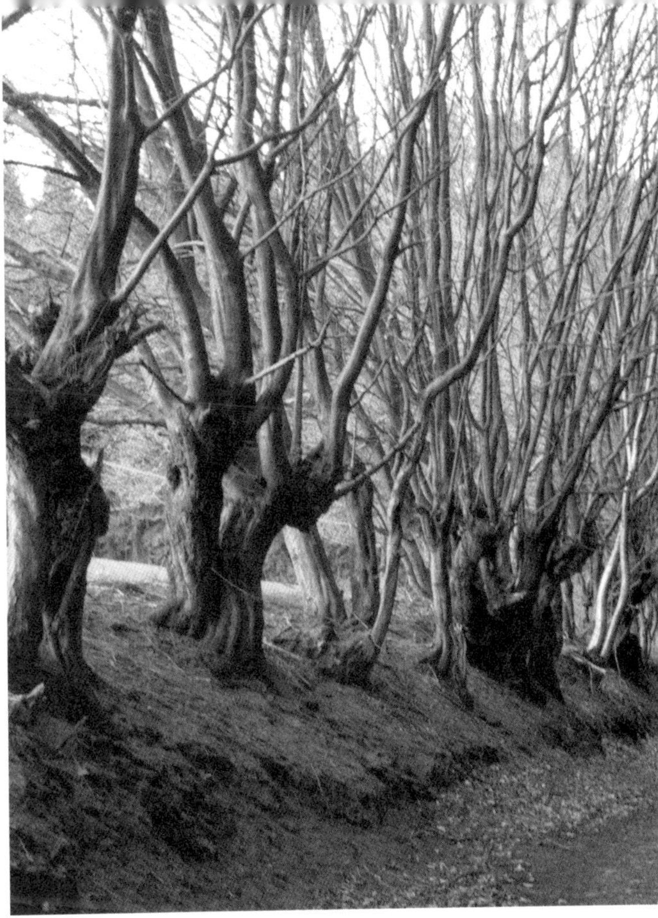

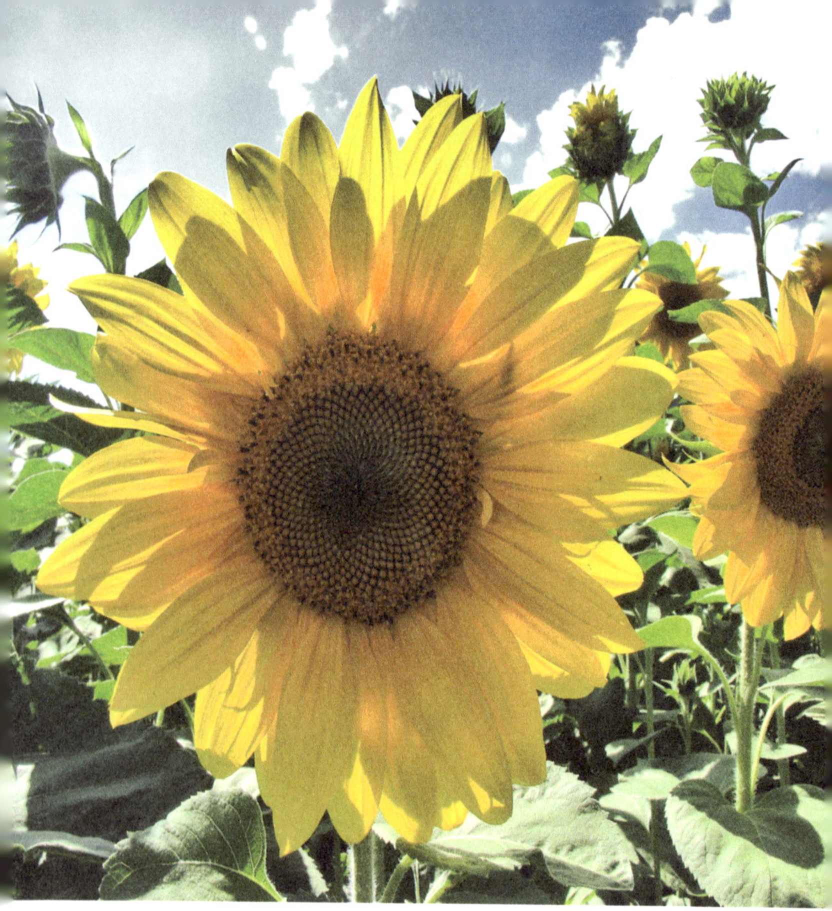

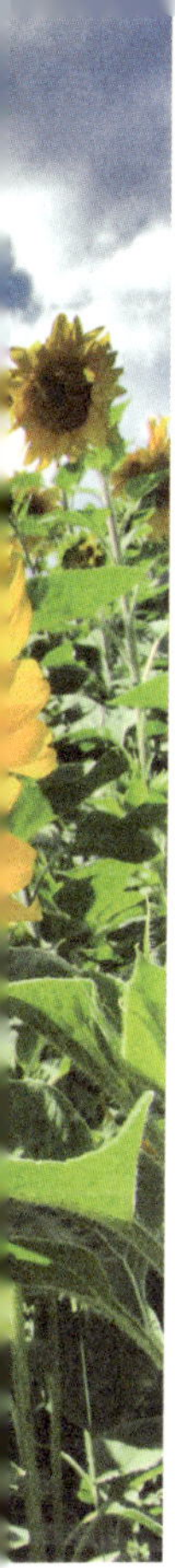

Freude,
das scheue Tier,
hat sich
in meinen Garten
verirrt.

Leise
die Tür öffnen,
eine Schale mit Milch
hinstellen und es wird
bleiben.

Doch
da ist es wieder
auf und davon.
Geduld, Geduld,
es kommt schon
wieder.

Habe mich eingerichtet
auf meiner
Trauerinsel,
das Dach ist gedeckt,
die Wege erkundet.
So warte ich
still
auf den nächsten
Sturm.

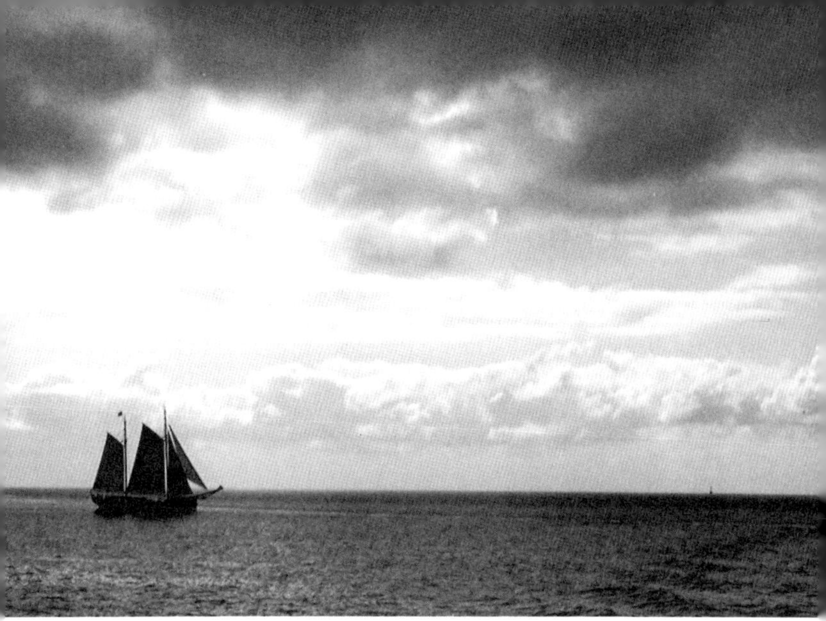

Funken sprühend
grenzenlos,

meine Liebe
zu dir
kann der Tod
nicht zähmen

Unser besonderer Dank
gilt unserer Freundin Doro
für ihre einfühlsame und unermüdliche
Begleitung durch die schwere Zeit.

Nachwort

Die Wunde, die ich immer spür ...

Jens lebt nicht mehr. Wie unendlich schmerzlich, wie unendlich traurig für die Eltern, für die Geschwister. Dieser Schmerz, diese Wunde wird immer bleiben. Die Autorin der Gedichte in diesem Band nimmt uns auf ihrem Weg durch die Trauer mit. Ziel ist es jedoch nicht, die Trauer zu überwinden, im Gegenteil: In der Trauer ist Jens seiner Mutter nahe, schmerzlich zwar, aber auch lebendig. Wir müssen akzeptieren, dass unser Kind nicht mehr lebt, dass wir es nicht mehr in die Arme nehmen können, dass wir seine Musik nicht mehr durch das Haus dröhnen hören, dass wir nicht mehr mit ihm lachen können.

Und doch geht uns unser Kind nicht verloren. Unsere Seele sucht nach einem sicheren Ort für das geliebte Kind. Für viele Eltern ist es das Grab, die Unfallstelle oder das Kinderzimmer, an dem sie ihrem Kind nahe sein können, mit ihm reden oder ihm Geschenke bringen können. Für andere verwaiste Eltern lacht ihr Kind von einem Stern am Nachthimmel oder der leuchtende Regenbogen lässt sie zu ihrem Kind hinaufsteigen und ihm im Herzen nahe sein. Für die Autorin ist es der Himmel, in dem sie ihren Sohn sieht. Dort ist er gut aufgehoben, von dort her kann er ihr nahe sein, fern zwar wie das transparente Blau des Himmels, aber doch auch nahe, weil der Himmel auch in uns selbst zu finden ist.

Wem ein Kind stirbt, weiß ganz sicher, dass es nicht um ein Loslassen oder gar um ein Vergessen gehen kann. Viele Eltern fühlen sich deshalb von der gängigen Trauerliteratur, die auf ein Loslassen drängt, nicht verstanden. Verwaiste Eltern erleben, dass sich in ihnen die Liebe zu ihrem Kind in ihrer ganzen Kraft und in unbändiger Leidenschaft zeigt. Im Tod erst erleben wir so intensiv wie sonst wohl nie im Leben, dass sich die Liebe gegen den Tod erhebt. Sie ist eine Lebenskraft gegen den Tod.

Die Autorin und Mutter von Jens beschreibt diese Erfahrung, wenn sie in wenigen Worten diese Kraft der Liebe in ihrem Gedicht wirklich werden lässt:

Funken sprühend
Grenzenlos

meine Liebe
zu dir
kann der Tod
nicht zähmen

Die Liebe will eben nicht enden - und sie endet nicht!
Die Liebe ist stark und kreativ genug, Wege zu finden, unser geliebtes Kind weiterhin in unserer Seele lebendig sein zu lassen. Die Liebe lässt eine andere, nämlich eine innere Beziehung zu unserem Kind wachsen. Unsere Liebe ist der Ort, in dem unser Kind in unserem Herzen weiter leben kann. Unser Kind geht mit uns, lebt mit uns und wird so zu einem Wesen, das uns ganz nahe ist, vielleicht wie eine Fee, wie ein Engel, wie ein liebevolles Lächeln.

So tragen wir unser Kind in unserem Herzen und in unserer Liebe,
die stärker ist als der Tod.

Roland Kachler
September 2006

Kontaktadressen für Verwaiste Eltern:

Bundesverband Verwaiste Eltern in Deutschland e.V.
Dieskaustr. 43
04229 Leipzig

Telefon: 0341 - 946 8884 Petra Hohn
e-mail: kontakt@veid.de

Verwaiste Eltern Hamburg e.V.
Bogenstr. 36
20144 Hamburg

VERWAISTE
ELTERN
HAMBURG e.V.

Telefon: 040 - 4500 0914 Anja Wiese
e-mail: info@verwaiste-eltern.de